MARIE CURIE

Las dos caras del descubrimiento de la radiactividad

Por Justine Dutertre
En colaboración con Aurélie Le Floch
Traducido por Laura Bernal Martín

Historia 50MINUTOS.es

MARIE CURIE

UNA VIDA DEDICADA A LA INVESTIGACIÓN SOBRE LA RADIACTIVIDAD

- **¿Nacimiento?** El 7 de noviembre de 1867 en Varsovia (Reino del Congreso, actual Polonia).
- **¿Muerte?** El 4 de julio de 1934 en Passy, Alta Saboya (Francia).
- **¿Principales aportaciones?**
  - Descubrimiento del radio y del polonio junto a su marido, Pierre Curie (1898).
  - Descubrimiento de la radiactividad y definición del fenómeno.
- **¿Repercusiones?**
  - Puesta a punto de innovadores tratamientos contra el cáncer.
  - Recepción del Premio Nobel de Física (1903) y del Premio Nobel de Química (1911).

Marie Curie es una figura clave en el punto de inflexión en el que se encuentra el mundo de la ciencia entre los siglos XIX y XX. Esta mujer, que transforma el universo de la investigación gracias a sus trabajos sobre la radiactividad, permite dejar atrás las creencias que, durante siglos, han considerado la materia como algo indivisible e inmutable. No obstante, las propiedades intrínsecas de dos elementos químicos, el polonio y el radio, les permiten emitir un resplandor por sí mismos: este descubrimiento abre grandes horizontes en el plano médico.

Marie Curie, muy ambiciosa, abandona su Polonia natal para estudiar en Francia en una pobreza extrema y, además, en un entorno misógino y muy cerrado: la sociedad de su época ya ejerce una fuerte presión sobre las mujeres, y al mundo científico le cuesta aún más aceptarlas y darles credibilidad. Pero Curie, testaruda y con un carácter delineado por las limitaciones que se le imponen desde su infancia, demuestra tener una extraordinaria personalidad que le permite perseverar hasta el final.

Más que una pareja, Marie Curie forma con Pierre Curie (1859-1906) un dúo simbiótico: son tanto compañeros de vida como de trabajo que se apoyan y se animan tanto en lo bueno como en lo malo. Marie, además de ser la científica de renombre mundial que todos conocemos, es una mujer de armas tomar: feminista en la sombra y madre moderna avanzada para su época, vuelve al laboratorio con valentía tras haber dado a luz en dos ocasiones. No deja de luchar por sus ideales hasta su muerte, en 1934, y hace que tanto la historia de la medicina como la del feminismo dé un gran paso adelante.

BIOGRAFÍA

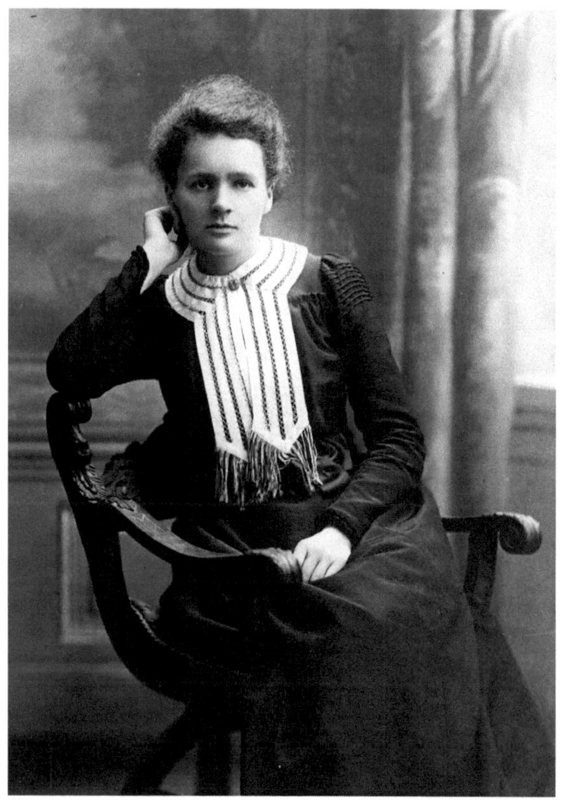

| Marie Curie c. 1903.

UNA INFANCIA FELIZ, MARCADA POR LA TRAGEDIA

Marie Curie nace el 7 de noviembre de 1967 en Varsovia bajo el nombre de Maria Salomea Sklodowska. Es la benjamina de una familia que ya contaba con cuatro hijos. Su padre, Wladyslaw Sklodowski (1832-1902), es profesor de Matemáticas y un apasionado de la física (que también enseña), mientras que su madre, Bronislawa Sklodowska (fallecida en 1878), es institutriz hasta que contrae la tuberculosis. La infancia de Maria está marcada por la presencia de unos padres que la quieren, pero que son incapaces de manifestar ternura. Su madre, que oculta su enfermedad, jamás abraza o coge entre sus brazos a sus hijos, que ignoran por completo su sufrimiento.

La joven Maria es una niña precoz que a los 4 años sabe leer a la perfección. Sus padres, prudentes, intentan en vano esconderle las obras eruditas para que no «estropeen» su joven cerebro y para preservar algo de inocencia en ella. A menudo, la niña observa los tubos de ensayo y el material de ciencias físicas de su padre, colocado en una vitrina en el salón de la casa: se siente irresistiblemente atraída por estos objetos.

En solo dos años, Maria pierde a su madre y a su hermana Zofia, que muere por culpa del tifus. Entonces se refugia en lo que mejor sabe hacer: estudiar en la Universidad Volante —donde se concentra principalmente en la Matemáticas—.

LOS PRIMEROS AÑOS DE UNA ALUMNA BRILLANTE

Más tarde, Maria se convierte en tutora de una familia de agricultores ricos y después, en secreto, enseña clandestinamente a una clase que ha formado fuera de la capital. Con su hermana Bronia, tres años mayor que ella, cierra un pacto: Bronia será la primera en irse a París a estudiar y Maria trabajará, junto con su padre, para mantenerla. Entonces, cuando esté bien asentada, Maria se unirá a ella en la capital francesa y esta vez será su hermana la que la mantenga mientras ella estudia. Así, Maria trabaja como tutora durante tres años antes de regresar a Varsovia para dar clase.

En 1891, la joven no aguanta más y se marcha a París. A su llegada a Francia, afrancesa su nombre y lo convierte en Marie. Ingresa en la Facultad de Ciencias de la Sorbona, donde trabaja más que nunca para colmar sus lagunas. Su hermana se casa con un joven de origen polaco, Casimir Dluski. La pareja aloja a la estudiante en su apartamento de la calle de Allemagne, pero esta situación enseguida resulta opresiva para Marie: Bronia es ginecóloga y su marido médico, por lo que ambos practicantes reciben frecuentemente pacientes en el apartamento. Marie se muda a una buhardilla en un sexto piso, sin agua corriente, calefacción o electricidad, pero donde se siente tranquila y que, sobre todo, está mucho más cerca de la Universidad.

Durante tres años, Marie trabaja duro. Lo único importante son sus clases y sus estudios. Vive en la indigencia; a menudo solo se alimenta de pan con mantequilla y té. A veces compra un poco de carbón para entrar en calor, pero la mayor parte del tiempo duerme en una atmósfera helada, sepultada bajo toda la ropa de la que dispone. Aunque no se queja nunca de su existencia espartana, su cuñado la encuentra más de una vez desmayada de frío o de hambre en su modesto cuarto.

UNA ESTUDIANTE MODELO, PERO REBELDE

Marie consigue dominar enseguida el francés, y su arduo trabajo prosigue: frecuenta con pasión las clases de los físicos Gabriel Lippmann (1845-1921) y de Edmond Bouty (1846-1922), así como las de los matemáticos Paul Painlevé (1863-1933) y Paul Appell (1855-1930). Sus esfuerzos no tardan en dar sus frutos. En julio de 1893 culmina con gran éxito una primera etapa: obtiene su licenciatura de Física y es la primera de su promoción. Durante ese mismo verano se le otorga la beca de estudios Alexandrovich (600 rublos providenciales destinados a los mejores estudiantes polacos que estudian en el extranjero). Al verano siguiente, en 1894, se gradúa también en Matemáticas como segunda de su promoción.

Marie se une al equipo de Gabriel Lippmann en el primer laboratorio francés de física. Allí le confían trabajar sobre las propiedades magnéticas de los diferentes aceros, un estudio que le fascina. Pero

Marie, de espíritu rebelde, desearía desarrollar su propia investigación. Józef Kowalski (1866-1927), de la Universidad de Friburgo (Suiza), le presenta durante una cena a Pierre Curie, de 35 años, director de Física de la Escuela Municipal de Física y Química Industriales, quien también se interesa por las propiedades magnéticas de los metales. Se forja una estrecha relación entre ellos, una combinación entre atracción física, intelectual, emocional y espiritual. Pierre y Marie se casan el 26 de julio de 1895; en adelante trabajarán juntos con los mismos objetivos, mostrándose eficientes y aplicados, unidos por el gusto al trabajo duro.

Entre los años 1895 y 1896, Marie prepara la Agregación (concurso que da acceso al cuerpo de profesores de secundaria de nivel superior), fundamental para enseñar a las jóvenes de la sección de Matemáticas. La obtiene con el primer puesto, pero esto no le hace perder de vista su objetivo principal: preparar una tesis doctoral. El 12 de septiembre de 1897, da a luz a Irène, su primera hija. Marie, una trabajadora incansable, se pone inmediatamente manos a la obra y, aunque da cariño y cuida a su hija, se la confía casi

cada día a una nodriza para poder así continuar
con sus investigaciones.

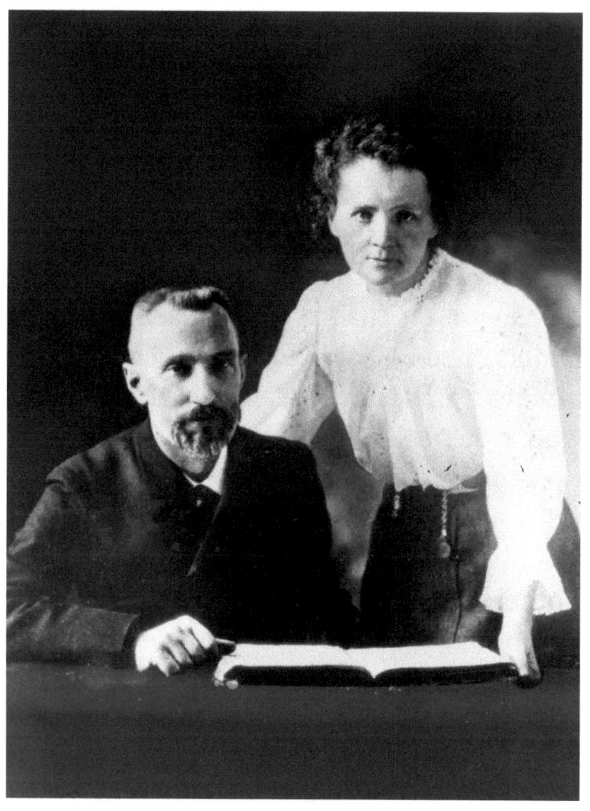

| Pierre y Marie Curie, 1903.

HACIA EL DESCUBRIMIENTO DEL RADIO

Marie Curie no sabe qué tema elegir para su tesis. Aunque en 1895 se habla mucho de los rayos X descubiertos por Wilhelm Röntgen (físico alemán, 1845-1923), aún no ocurre lo mismo con los rayos descubiertos —pero no del todo explicados— por Henri Becquerel. A partir de 1897, Marie trabaja en estas famosas radiaciones de uranio de Becquerel, las cuales se cree que solo las emite el uranio, y se dedica a cuantificar su capacidad ionizante (es decir, su capacidad para añadir o quitar cargas a un átomo) del aire. Elabora un protocolo de medidas nuevo que emplea el electrómetro piezoeléctrico creado por Pierre Curie y su hermano Jacques (un instrumento que permite estudiar la radiactividad de distintas substancias activas, así como su intensidad).

LA FAMILIA BECQUEREL

Henri Becquerel nace en París en 1852. Es el nieto del físico francés Antoine Becquerel (1788-1878). Su abuelo había realizado grandes avances en la investigación sobre la electricidad, su progreso y sus aplicaciones. En cuanto a su padre Edmond Becquerel (físico francés, 1820-1891), trabaja sobre todo en la espectrografía. Henri descubre la radiactividad en 1896 mientras estudia las sales de uranio. Tras muchos trabajos con los Curie, fallece en Croisic, en el departamento francés de Loira Atlántico, en 1908.

Marie emite enseguida la hipótesis de que esta radiación espontánea es una propiedad atómica y que, aunque el uranio la posee, también debe darse en otros cuerpos. Entonces se sumerge en el estudio de todos los cuerpos químicos conocidos y observa que el torio, al igual que el uranio, emite radiación. Después de complicados trabajos, descubre también un nuevo elemento que emite más «radiactividad», tal y como ella lo llama. Sin embargo, aunque se aprecia a través del microscopio, no logra aislarlo para demostrar su existencia.

Entonces, Pierre Curie abandona todos sus proyectos en marcha para ayudar a Marie. Con perseverancia, la pareja logra encontrar esta sustancia, altamente radiactiva, en un mineral de uranio llamado «pechblenda». Marie lo llama «polonio» en homenaje a su Polonia natal. Unos días más tarde, los Curie logran aislar el radio, más activo aún. Ahora falta demostrar la existencia de estas dos sustancias al mundo científico, para el que este descubrimiento no es por el momento más que teórico.

DE UN LABORATORIO ANTICUADO A UN PUESTO COMO PROFESORA EN LA SORBONA

La pareja Curie dedica incansablemente sus días y parte de sus noches a la extracción del radio. En un principio, la dificultad es doble: encontrar suficiente mineral para aprovechar (comprarlo sería demasiado caro caro) y un lugar para trabajar. En la calle Lhomond, en el patio de la Escuela de Física, hay un antiguo cobertizo en desuso y en ruinas, que había sido una sala de disección. El establecimiento da a los Curie permiso para usarlo y el matrimonio lo celebra, a pesar de una comodidad más que cuestionable. Pronto llegan excelentes noticias de Austria: el Gobierno pone a su disposición una tonelada de residuos de pechblenda, para los que tan solo tienen que financiar su transporte a París.

Marie se ocupa de la «gran obra» en el patio sin pronunciar ni una queja, mientras que Pierre se ocupa de los frascos y de los tubos de ensayo. Marie, con las mangas remangadas, su delantal y sus manos maltratadas por los ácidos, remueve durante horas la materia, que hierve en un gran recipiente para fundición en medio de un humo espeso. Busca así obtener sales de radio puro. En 1902, casi cuatro años después de haber anunciado la probabilidad de la existencia de este elemento, Marie logra finalmente preparar un decigramo del mismo y determina por primera vez su peso atómico. Los científicos de la época todavía dudaban de la existencia del radio, y consideraban que si no se determinaba con precisión su peso atómico, entonces no existía. Marie y Pierre Curie tratan de extraer un decigramo para aislarlo y determinar sus propiedades y, gracias a este arduo trabajo, la existencia del radio se oficializa.

El 25 de junio de 1903, Marie puede finalmente defender su tesis y, el 10 de diciembre de 1903, recibe el prestigioso Premio Nobel de Física junto con Henri Becquerel y Pierre. Es la primera mujer en recibir este prestigioso galardón, en cualquier disciplina, pero también la primera galardonada con la Medalla Davy, otorgada por la Royal Society, por su trabajo en el campo de la química. El 10 de diciembre de 1911, Marie gana su segundo Premio Nobel, esta vez de Química, por su trabajo sobre el radio y el polonio. Es la primera persona en recibir dos Premios Nobel por su trabajo.

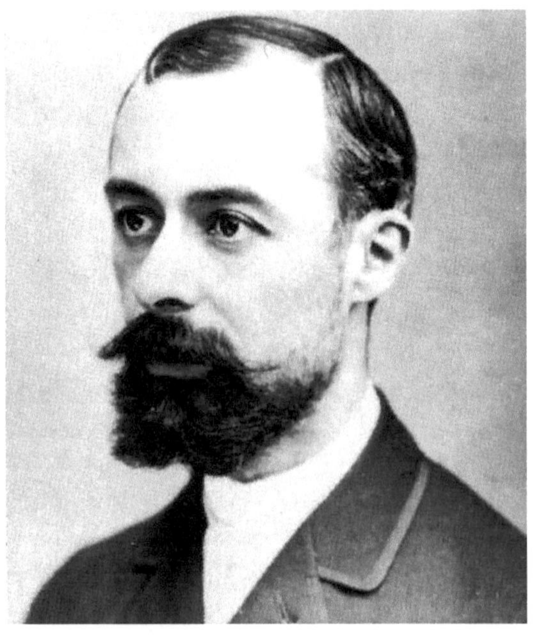

| Henri Becquerel, siglo XIX.

Mientras tanto, Marie trae al mundo a su segunda hija, Ève (1904-2007), y dos años más tarde Pierre fallece repentinamente, atropellado por un coche de caballos. A pesar de la conmoción que sufre, Marie no abandona su vocación. Ese año, se convierte en la primera mujer en ser profesora en la Sorbona (y no solamente encargada de las clases), aceptando la cátedra de Física que ha dejado vacante su marido. Es titularizada en 1908 y la cátedra pasa a llamarse «de Física General y Radiactividad». Marie Curie mantendrá el puesto hasta 1934.

UNA RADIACTIVIDAD CUANTIFICADA

El primer elemento químico radioactivo descubierto por la pareja Curie es el polonio (Po), que lleva el número atómico 84. En cuanto al radio (Ra), tiene el número atómico 88 y es un millón de veces más radiactivo que el uranio. Su isótopo (nucleido de un mismo elemento que posee el mismo número de protones pero un número diferente de neutrones) más estable presenta una vida útil de 1600 años.

El número atómico corresponde a la carga eléctrica del núcleo, es decir, al número de protones que gravitan en torno al mismo. Esta carga eléctrica es la que determina las propiedades del elemento, y no su masa.

EL INSTITUTO DEL RADIO Y LA INVESTIGACIÓN CONTRA EL CÁNCER

Marie recuerda que, cuando trabajaba con Pierre, este había observado los efectos de la radiactividad en su propia piel, constando no solo quemaduras, sino también la curación de ciertas heridas. La pareja había experimentado con animales y había observado la disminución de tumores cancerígenos bajo el efecto de la radiación. Sin embargo, no quisieron patentar este procedimiento y desvelaron todo su trabajo sobre las propiedades de la radiactividad a los investigadores interesados. De hecho, consideraban contrario al espíritu científico el hecho de sacar provecho económico de sus descubrimientos, incluso a pesar de que esto podría haberles permitido financiar el laboratorio de investigación que querían abrir desde hacía tanto tiempo.

A finales de 1909, el profesor Émile Roux (1853-1933), director del Instituto Pasteur, propone la creación de un instituto dedicado al radio (el futuro Instituto Curie), dedicado a la investigación médica contra el cáncer y al desarrollo del tratamiento a través de la radioterapia. Las obras terminan en 1914. Émilie Roux impone que la codirección se le confíe a Marie Curie y a Claudius Regaud (médico y biólogo francés, 1870-1940). Este podría contribuir a emprender terapias cruzadas, que mezclaran rayos X y radioterapia. La Primera Guerra Mundial (1914-1918) suspende por un tiempo las actividades del Instituto. Marie se muestra muy activa en el cuidado de los heridos, y moviliza coches para crear puestos de radiografía móviles, muy valiosos para detectar balas perdidas en el cuerpo y secuelas de heridas.

En 1918, el Instituto del Radio retoma sus investigaciones, y Marie es asistida por su hija Irène. Son muchos los estudiantes y físicos extranjeros que llegan de todo el mundo para formarse en radioterapia, especialmente mujeres. Marie Curie, que recuerda las dificultades que ella misma tuvo que atravesar para acceder a los estudios superiores, contribuye con la acogida que les brinda a su emancipación. Logra una popularidad poco común. En 1921, una periodista estadounidense, Marie Meloney (1878-1943) recauda 100 000 dólares entre las mujeres de su país para ayudar a Marie Curie a comprar un gramo de radio puro para el Instituto. Entonces, Marie realiza su primer viaje a los Estados Unidos, donde es recibida con todos los honores. Entabla lazos de amistad con Albert Einstein (físico de origen alemán, 1879-1955) y se compromete con su labor en la Comisión Internacional de Cooperación Intelectual, un órgano de la Sociedad de Naciones encargado de coordinar los trabajos y las relaciones científicas a escala internacional.

Marie Curie, sobreexpuesta a elementos radiactivos desde 1898, sospecha desde principios de los años veinte que estos son los responsables de sus problemas de salud (sufre sobre todo problemas en los ojos y en los oídos y, a partir de 1923, se somete a varias operaciones), pero parece poco reticente a hablar sobre los peligros de la radiactividad. Esta última le provoca una leucemia y, cada vez más débil, ingresa en el sanatorio Sancellemoz de Passy, en el departamento francés de Alta Saboya, el 29 de junio de 1934. Fallece allí el 4 de julio entre grandes sufrimientos por culpa de bronquitis y gripes.

CONTEXTO

LA DIFICULTAD DE LAS MUJERES PARA ACCEDER AL SABER Y A LA ENSEÑANZA

A finales del siglo XIX, Polonia se encuentra bajo la dominación rusa. La tutela de Rusia comienza en 1815 con el régimen del emperador Alejandro I (1777-1825) y después continúa con el de Nicolás I (1796-1855). A partir de 1831, la dominación rusa es absoluta; Polonia está integrada en el Reino del Congreso, establecido en 1815 por el Congreso de Viena y que durará hasta 1915 (fecha en la que el ejército ruso abandonará las tierras de este reino a favor de los alemanes y de los austríacos).

En este contexto, acceder a un saber universal es una tarea más que difícil para los niños polacos, ya que el contenido de su educación es fijado por los rusos. Esto es aún más cierto para las jóvenes, que no tienen acceso a los estudios superiores, ya que tienen prohibido inscribirse en la universidad. En este contexto aparecen grupos de estudio clandestinos organizados por profesores polacos para estas jóvenes —y también para chicos de cualquier origen social— que se han dado cuenta de que su libertad como ciudadanas libres potenciales depende de su educación. Un sorprendente ejemplo de estos grupos de estudio es la Universidad Volante (institución ilegal creada en 1885 tras la revuelta polaca reprimida por los rusos), a la que pertenece Marie Curie y donde se instruye a miles de mujeres y de hombres entre 1885 y 1905 como reacción al dominio ruso. La novelista y dramaturga Zofia Nalkowska (1884-1954) y el médico pediatra Janusz Korczak (1878-1942) también forman parte de los ilustres antiguos alumnos de esta universidad clandestina.

Aunque en Francia la situación no parece tan difícil, también es sumamente sexista: las mujeres pueden acceder a la universidad a partir de 1880, pero su presencia en las aulas sigue siendo ampliamente minoritaria, y en ningún caso las estudiantes son consideradas iguales que los hombres. En 1884, Clémence Royer (filósofa y científica francesa, 1830-1902) se convierte en la primera mujer que da clases en la Sorbona, aunque se rechaza llamarla «profesora». Lo mismo sucederá con Marie Curie: al principio, antes de ser nombrada profesora titular, no será más que la «encargada de las clases».

LA BELLE ÉPOQUE, MARCADA POR EL DESARROLLO INDUSTRIAL Y CIENTÍFICO

A finales del siglo XIX y hasta el comienzo de la Primera Guerra Mundial, Europa se caracteriza por un desarrollo industrial sin precedentes. La ciencia y la tecnología están experimentando un progreso muy rápido que está conduciendo a importantes cambios: la máquina de vapor, seguida de la electricidad, está transformando los medios de transporte, mientras que la producción industrial y los sistemas de comunicación se desarrollan a gran velocidad.

El capitalismo no solo se desarrolla, sino que enseguida domina. Como resultado, la sociedad al completo cambia: las zonas rurales se abandonan a favor de las ciudades (éxodo rural) con la esperanza de encontrar trabajo en las fábricas, lo que, al mismo tiempo, hace emerger a la clase obrera. En paralelo, los avances científicos y médicos permiten luchar en mejores condiciones contra la mortalidad, especialmente la infantil.

A principios del siglo XX, una nueva física reemplaza a la física clásica: de la escala de lo observable por el ojo humano pasamos a un mundo de átomos y electrones, lo que permite pensar en teorías sobre todo el universo y su estructura, y sobre el estudio de la astrofísica. Este cambio obedece a dos razones:

- Por una parte, en esta época se está haciendo un esfuerzo considerable en la enseñanza de las ciencias. Así, hombres como Ernest Renan (filósofo francés interesado en las tesis de Darwin, 1823-1892) abogan por una mayor difusión de la ciencia, sin que quede subordinada a los estudios literarios.
- Por otra parte, la Revolución Industrial europea (siglo XIX) supone un gran avance en la ciencia y la tecnología, incluyendo el ámbito de la medicina y de la física: independientemente del campo de acción, lo que se busca es progresar... y a veces se consigue accidentalmente. Esto deja espacio para descubrimientos como los de Louis Pasteur (químico y biólogo fran-

cés, 1822-1895) o, más adelante, los de Albert Einstein (físico estadounidense de origen alemán, 1879-1955).

En una decena de años se derrumban las antiguas teorías del siglo XIX, lo que permite la aparición de distintas teorías y avances científicos.

- La teoría de la relatividad de Einstein.
- La teoría cuántica de Max Planck (físico alemán, 1858-1947), que quiere establecer un modelo del comportamiento de la energía a pequeña escala.
- La teoría de la radiación del uranio de Henri Becquerel (físico francés, 1852-1908).
- La electrólisis (método que permite realizar reacciones químicas gracias a una activación eléctrica), que se convierte en un proceso ampliamente utilizado en la preparación de los metales.
- La aparición de los primeros materiales plásticos, como la baquelita, y de la telegrafía sin hilos (TSH) de Édouard Branly (físico y médico francés, 1844-1940).

La Gran Guerra hará que las autoridades promuevan aún más el desarrollo de tales avances científicos para contrarrestar la supremacía alemana.

UN ESPÍRITU FEMINISTA

A principios del siglo XX, en Francia sopla un viento progresista. La formación de la clase obrera provoca la aparición de luchas por la justicia, por la igualdad de derechos y por la equidad en el mundo del trabajo. Esta necesidad de reconocimiento abre la vía a las feministas, que ven en sus compañeras británicas, las célebres «sufragistas», un modelo de lucha y valentía.

UN ENCARNIZADO COMBATE FEMINISTA

Las sufragistas son militantes de la Women's Social and Political Union, un movimiento que nace en Reino Unido en 1903 y cuyo principal objetivo es permitir que las mujeres puedan acceder al voto. Esta reivindicación por la igualdad política de ambos sexos se logra a través de actos, en ocasiones espectaculares: por ejemplo, las sufragistas interrumpen reuniones públicas para ser escuchadas o se encadenan a las rejas del Parlamento. Esta batalla sin descanso es duramente reprimida, y muchas sufragistas son encarceladas, violadas o asesinadas. Sin embargo, su lucha no es en vano, y estas militantes recogerán el fruto de su combate en 1918, cuando se otorga el derecho de voto a mujeres casadas y mayores de 30 años.

En Francia se establece un cierto equilibrio político republicano que permite a la sociedad buscar la evolución en lugar de estancarse por miedo a nuevos desórdenes. Francia ha completado su primera transición demográfica, y es el país más poblado de Europa. Se logra alimentar mejor a toda la población, los grandes avances médicos permiten reducir la mortalidad y, poco a poco, las mujeres van tomando las riendas de su destino para lograr lo que desean.

Es en este clima que Marie Curie podrá dedicarse plenamente a su investigación sobre los rayos uránicos de Henri Becquerel, como mujer de ciencias reconocida.

MOMENTOS CLAVE

LA INFLUENCIA DE HENRI BECQUEREL: LOS «RAYOS URÁNICOS»

En 1896, Henri Becquerel había observado que ciertos minerales que contenían uranio tenían la propiedad de emitir una radiación que presentaba características comunes con los rayos X de Röntgen. Al trabajar sobre esta radiación, Becquerel se limitó a descubrir que era espontánea y no provocada por una «excitación» externa. También pudo destacar algunos de sus efectos, como el ennegrecimiento de las placas fotográficas o la ionización del aire por la descarga de un electroscopio (a través del fenómeno que consiste en retirar los electrones de átomos que se transforman en iones, el aire ambiente se vuelve eléctrico y descarga el electroscopio, el aparato que mide la carga eléctrica).

Cuando Marie Curie elige este tema, los trabajos que lleva a cabo su marido Pierre tienen que ver con esta decisión: en 1880, ha descubierto la piezoelectricidad, una propiedad que poseen ciertos cuerpos para polarizarse eléctricamente bajo el efecto de una presión mecánica. A partir de este descubrimiento, pone a punto junto a su hermano Jacques un sistema que permite medir cantidades eléctricas muy pequeñas. Este aparato está formado por una cámara de ionización, una especie de detector de partículas que calcula la carga total de los electrones presentes en los iones, y por un electrómetro de cuadrantes. Desempeña un papel determinante en las primicias de la medida de la radiactividad: Pierre Curie evoca la idea de que la radiación debía medirse con una gran precisión para que se pudiera identificar su origen. Así, el material diseñado por su marido le ofrece a Marie Curie la posibilidad de que sus investigaciones evolucionen a buen ritmo.

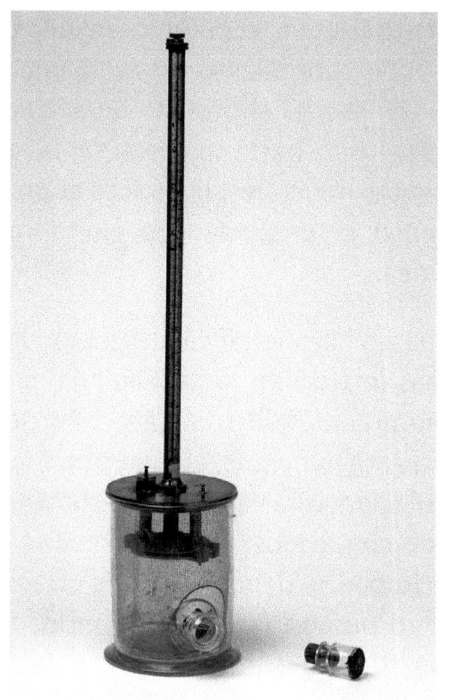

| El electrómetro de cuadrantes de Pierre Curie.

EL DESCUBRIMIENTO DE DOS RADIOELEMENTOS

Gracias al material proporcionado por Pierre Curie, Marie tarda menos de un año en pasar de la simple observación a la separación del primer elemento radiactivo, el polonio, en julio de 1898, y luego al descubrimiento del radio unos meses después. En teoría, el proceso de extracción es bastante sencillo: basta con detectar la radiación en diferentes minerales, pues solo el uranio y el torio tienen la propiedad de emitir radiación espontánea.

Sin embargo, la científica descubre una actividad más intensa en la pechblenda, de la que se extrae uranio industrialmente. Por lo tanto, fracciona este mineral según un proceso similar a la destilación. Una vez que la pechblenda se ha calentado con ácidos, normalmente se debería obtener lo que se denominan dos «fracciones»: un residuo pesado (en menor cantidad) y una mayor cantidad de otro destilado, la fracción ligera. Pero la tarea será más difícil de lo que parece en un principio: los rayos solo están presentes en cantidades diminutas en el mineral, y hay que fraccionar grandes cantidades de roca para observarlos. Es un proceso largo y agotador que, sin embargo, tras trabajar sin descanso, lleva al descubrimiento sucesivo de dos nuevos elementos, el polonio y el radio. El polonio se encuentra en el destilado «ligero» y el radio, mucho más radiactivo, en el residuo «pesado»; ambos derivan de la separación de los elementos de la pechblenda.

CALCULAR LA MASA ATÓMICA DEL RADIO

Para determinar la masa atómica del radio, que logra aislar en 1910, Marie Curie prepara cloruro de radio y precipita los iones de cloruro con una adición de nitrato de plata. Al determinar la masa de cloruro de plata precipitado, y conociendo ya las masas atómicas del cloro y la plata, logra deducir la masa de cloro en el cloruro de radio inicial, y por simple sustracción, obtiene la masa atómica del radio.

LA RADIACTIVIDAD: DESAFIANDO CREENCIAS ARRAIGADAS

El descubrimiento de nuevos elementos y de la radiactividad conmociona al mundo científico. Se asiste a un profundo cuestionamiento de las grandes teorías que existían desde la Antigua

Grecia, las cuales estipulaban que la materia es indivisible y eterna y que, por lo tanto, hay un número finito de átomos estables. Veían el universo como discontinuo y compuesto a veces de vacío, a veces de materia. Así, para los científicos de finales del siglo XIX, solo un proceso químico podría haber influido en la actividad de los átomos. Sin embargo, Marie Curie demuestra que la radiación que tanto le ha costado observar no es una propiedad química, sino completamente física.

LOS DOS PREMIOS NOBEL DE MARIE CURIE

En noviembre de 1903, la Royal Society de Londres otorga a Marie un distinguido premio: la Medalla Davy, uno de los galardones más importantes del mundo científico. Como está convaleciente, deja que Pierre acuda a la ceremonia en su lugar. Un mes después, el 10 de diciembre, su nombre se consagra del todo: la Academia de Ciencias de Estocolmo anuncia oficialmente que el Premio Nobel de Física será compartido por Henri Becquerel y por Pierre y Marie Curie por su investigación conjunta y el descubrimiento de la radiactividad. La recompensa es de 70 000 francos de oro, una suma que les permite descansar un poco: Pierre decide dedicarse a la investigación y abandona su puesto en la Escuela de Física, dejando su lugar a Paul Langevin (filósofo de las ciencias y pedagogo francés, 1872-1946). La pareja contrata a un asistente y realiza un gran número de donaciones espontáneas a conocidos necesitados —estudiantes polacos, personal de laboratorio, una amiga de la infancia de Marie— y después reúnen fondos para sociedades científicas.

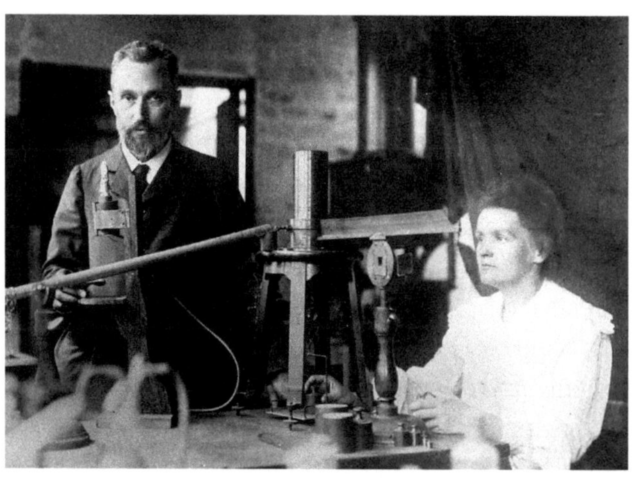

| Pierre y Marie Curie en su laboratorio, c. 1904.

1911 es un buen año para el mundo científico. Del 30 de octubre al 3 de noviembre se celebra en Bruselas, en el Hotel Metropole, la primera edición de lo que se convertirá en el ciclo de los Congresos Solvay. Por iniciativa del químico e industrial belga Ernest Solvay (1838-1922), esta primera conferencia reúne a todos los grandes nombres de la química (incluido el físico francés Jean Perrin (1870-1942) y Einstein) y gira en torno al tema «la teoría de la radiación y la teoría cuántica». Aquí, los científicos pueden discutir libremente sobre todos los progresos llevados a cabo y sobre sus trabajos en curso. Marie Curie es la única mujer presente, y seguirá siendo durante mucho tiempo la única figura femenina.

Más tarde, el 8 de noviembre de 1911, después de haber sufrido la pérdida de su marido y compañero de trabajo, Marie Curie es galardonada con el Premio Nobel de Química «en reconocimiento a sus servicios al avance de la química con el descubrimiento de los elementos radio y polonio, por el aislamiento del radio y el estudio de la naturaleza de los compuestos de este elemento notable» (Mujeres Con Ciencia 2014).

Esta recompensa, sin embargo, se recibe con dolor, ya que en ese momento Marie tiene mala reputación: se dice que es una «destroza hogares», y se sospecha que mantiene una relación con Paul Langevin. Se ve salpicada por el escándalo, la prensa enloquece y se derraman sobre su persona los peores insultos misóginos y xenófobos. Ahora es una polaca peligrosa para los hogares de buenas costumbres franceses. A pesar de que el Comité Nobel insiste en que no se desplace para recoger el premio debido a la presión política y al escándalo, Marie viaja a Estocolmo.

RADIO Y RADIOTERAPIA: UNA INTUICIÓN ACERTADA QUE REVOLUCIONA LA MEDICINA

El radio, gracias a sus propiedades radiactivas, despierta un entusiasmo cada vez mayor hasta la década de 1940. Por lo tanto, se utilizará en diversos campos, siendo el más conocido la radioterapia, pero también en la farmacología y la industria, e incluso entrará en la vida cotidiana.

A principios de 1900, dos investigadores alemanes, Otto Walkhoff (1860-1934) y Friedrich Giesel

(1852-1927), afirman que el radio tiene propiedades fisiológicas. Pierre Curie, intrigado, decide colaborar con los médicos para estudiar estas propiedades. Experimenta con la radiación del radio en animales y descubre que este elemento es capaz de tratar heridas e incluso de acabar con tumores. En junio de 1901, el científico y su socio investigador Henri Becquerel publican una nota científica titulada *Les effets physiologiques des rayons du radium* («los efectos fisiológicos de los rayos del radio»): la radioterapia acaba de nacer. En la época, cuando se emplea dentro del organismo, se llama «curieterapia» o «braquiterapia».

Además del tratamiento del cáncer, estas nuevas técnicas dan resultados muy alentadores para diversas afecciones cutáneas, y la medicina, con diversos grados de éxito, deposita toda su esperanza en el radio para una amplia gama de enfermedades que no se pueden curar en ese momento (incluida la tuberculosis). El mundo entero experimenta un entusiasmo sin precedentes por la braquiterapia, que es precisa, eficaz y puede ser inducida a altas concentraciones. Con la pareja Curie se abre un nuevo capítulo en la historia de la medicina: ha nacido un arma contra el cáncer.

LA RADIACTIVIDAD EN LA MEDICINA

En la curieterapia, los médicos utilizan agujas o vendajes para poner en contacto con el preciado radioelemento heridas y tumores. La fuente radiactiva utilizada para curar, precintada, se aplica o introduce directamente en la zona a tratar (por ejemplo, en el caso de cáncer cervical o de próstata). En cambio, en radioterapia, el cuerpo del paciente se trata colocándolo a cierta distancia de la radiación, lo que hace que el procedimiento sea un poco menos efectivo, especialmente si el paciente se mueve durante la irradiación.

OTROS FINES TERAPÉUTICOS

Aunque el radio resulta ser extremadamente eficaz en la lucha contra el cáncer y los tumores, pronto encontrará otro uso igualmente beneficioso. Así, también demuestra su valía a través del proceso de la radiografía, al que la guerra de 1914 da todo su sentido: los rayos X permiten localizar con precisión las balas perdidas en los cuerpos de los soldados heridos y facilitar las operaciones quirúrgicas para extraerlas.

Marie Curie, que se implica en cuerpo y alma en el esfuerzo de guerra, ayuda a diseñar unidades quirúrgicas móviles requisando coches entre los civiles. De esta manera, se enviarán al frente 18 coches de radiología, apodados los «petit Curie». A los heridos que nunca han oído hablar del procedimiento de rayos X y que están preocupados por si va a ser doloroso, Marie responde para tranquilizarlos un simple «No te preocupes, es como sacarte una foto»[1] (Curie 1962, 112).

EL FIN DEL RADIO

Aunque el descubrimiento del radio supone un avance significativo en la investigación contra el cáncer, sus efectos negativos no tardan en aparecer: el uso de este elemento extremadamente radioactivo (un millón de veces más que el uranio) provoca daños considerables, especialmente entre el personal de enfermería

---

1. Cita traducida por 50Minutos.es

que lo manipula. Ya en 1921, se empiezan a notar sus daños, y se imponen medidas de seguridad drásticas: las paredes de las salas de radioterapia deben estar revestidas de plomo, y el manejo del radio debe seguir un protocolo muy concreto. No obstante, todas estas precauciones se revelarán insuficientes.

Por lo tanto, el uso del radio natural debe abandonarse con bastante rapidez en favor de otras fuentes radiactivas más seguras. Irène Curie y su marido, Frédéric Joliot (físico y químico francés, 1900-1958), descubren la radiactividad artificial en 1934. Ese mismo año, el ministro competente en el ámbito del trabajo clasifica en la lista de enfermedades profesionales reconocidas las causadas por la fabricación de sales de radio. En 1937, su uso se prohíbe en distintos campos de la medicina. En radioterapia, el radio se abandona en 1976 y es reemplazado por dos elementos menos tóxicos, el iridio 192 y el cesio 137.

REPERCUSIONES

IRÈNE Y FRÉDÉRIC JOLIOT-CURIE: EL DESCUBRIMIENTO DE LA RADIACTIVIDAD ARTIFICIAL

Irène Curie siempre está junto a su madre durante los trabajos de investigación, y también se apasiona por la física, la química y la medicina. Tras la guerra en 1918, se convierte en su asistente en el Instituto del Radio. Se encarga de la formación de los ingenieros químicos nucleares, y es ahí donde conoce a su futuro marido, Frédéric Joliot. De su unión nacerán dos niños, Hélène en 1927 y Pierre en 1932. Como Pierre y Marie Curie, trabajan mano a mano, apasionados por los objetivos que se han fijado: descubrir la radiactividad artificial, transformando un elemento estable en elemento radioactivo. Lo logran en 1934, poco antes del fallecimiento de Marie Curie, y se ven recompensados con un Premio Nobel de Química al año siguiente. Se acaba de dar un importante paso hacia la fisión nuclear (un fenómeno que induce una liberación de calor al romper un núcleo estable en varios núcleos más ligeros).

Irène Joliot-Curie se convierte en directora del Instituto del Radio en 1946, y después en comisaria en la Comisión de Energía Atómica. Asimismo, obtiene la cátedra de Física General y Radiactividad que había ocupado su madre. Fallece en 1956 por culpa de una leucemia provocada por una sobreexposición a los rayos radioactivos a lo largo de toda su vida.

LA FUNDACIÓN CURIE: DESARROLLAR TRATAMIENTOS ONCOLÓGICOS INNOVADORES

El Instituto del Radio, creado en 1909, es un importante centro de investigación y cuidado para el desarrollo de la radioterapia. Los esfuerzos constantes de Marie Curie y Claudius Regaud para recaudar fondos llevan a la creación de la Fundación Curie en 1920. La fundación, que es reconocida de utilidad pública al año siguiente, persigue dos objetivos: financiar las actividades del Instituto del Radio y participar en el desarrollo de su unidad terapéutica. En 1922 se construye un consultorio en la calle de Ulm, mientras que en 1932 una donación anónima permite la construcción de nuevos laboratorios de biología.

Cuando Irène Joliot-Curie recibe el Premio Nobel en 1935, los enfermos de cáncer acuden en masa al instituto y, rápidamente, se construye un nuevo edificio: será el hospital Curie, inaugurado en 1936 y ampliado en 1956. En 1965, se crea una policlínica de ocho pisos donde antes se encontraba el consultorio, y en 1970 el Instituto del Radio y la Fundación Curie se fusionan para formar una sola entidad: el Instituto Curie. La vocación de este último es triple, ya que quiere actuar en todos los frentes: la investigación, la docencia y, por supuesto, el tratamiento del cáncer. El 1 de enero de 2010, a medida que los retos del cáncer se hacen cada vez más importantes, el Instituto Curie y el Centro René Huguenin se fusionan, convirtiéndose en uno de los centros oncológicos más importantes de Europa.

APLICACIONES EN GEOQUÍMICA ISOTÓPICA...

El descubrimiento del radio no solo tiene repercusiones en el avance de la medicina. Debido a su capacidad para emitir rayos, se emplea desde principios del siglo XX para producir cuadros radioluminosos: las sales de radio, asociadas a sulfuro de zinc e incorporadas a la pintura, emiten una luz de baja intensidad, pero continua. Así, se producen en masa y se comercializan a gran escala despertadores y péndulos fluorescentes. Del mismo modo, el radio se emplea con frecuencia para la señalización nocturna.

Pero el avance científico más impactante —que no sea de uso médico— se trata sin duda alguna de la datación de ciertos elementos como los huesos humanos, que tienen lo que se conoce como «periodo de radiactividad» (lapso de tiempo durante el que son radiactivos) debido a los isótopos que contienen (las partes estables, sobre todo el carbono 12 y el carbono 14). Así, basta con medir qué cantidad de carbono han perdido estos elementos en relación con su masa atómica relativa de referencia para lograr datar su origen y situarlos en el tiempo.

... Y TAMBIÉN ESTRAGOS

El uso del radio provoca numerosos estragos cuando se populariza su uso. Las obreras que fabrican relojes con agujas luminiscentes, en las fábricas estadounidenses, llamadas desde entonces *radium girls*, se dan cuenta demasiado tarde de los peligros del radio: lamían sus pinceles varias veces para deshilacharlo o afilarlo con la lengua o los dientes. Aunque nadie les había avisado, sus superiores siempre se mantenían cuidadosamente alejados de la sustancia nociva. Ellas se divertían con la pintura e incluso se pintaban las uñas o los labios con un poco de radio y de pegamento para sorprender a su pareja en la oscuridad. Unos años más tarde, 43 de ellas mueren, mientras que las otras se ven afectadas por enfermedades como la anemia, sufren fracturas óseas o incluso osteonecrosis maxilar.

Enseguida se alzan voces que claman orgullosas los efectos rejuvenecedores y embellecedores del radio sobre el brillo de la tez. No hace falta más que eso para que la industria cosmética difunda ungüentos, apósitos y ampollas bebibles, como la famosa crema de belleza Tho-Radia, en cuyo frasco se menciona la frase «según la fórmula del doctor Alfred Curie». Este producto no tiene ninguna relación con la pareja erudita, pero el nombre vende y tranquiliza a las consumidoras. Se cree que el radio es completamente seguro. Asimismo, la revista médica *Radium* declara en 1916 que esta sustancia no es de ninguna manera tóxica y que nuestro cuerpo la acepta naturalmente.

RADIUM GIRL

La obrera Grace Fryer (1899-1933) es la primera *radium girl* que se atreve a protestar contra la empresa para la que trabajaba. Sus colegas temen que el caso, ampliamente difundido por los medios de comunicación, dañe su reputación. Una vez que Grace Fryer ha dado este paso, se necesitan cinco obreras y no menos de dos años de trabajo duro para encontrar un abogado dispuesto a defenderlas para que se le preste atención al caso. Se indemniza a cada una de las denunciantes con hasta 10 000 dólares y se establecen normas de seguridad industrial en nombre de la seguridad de los trabajadores y para garantizar que puedan querellarse contra empleadores fraudulentos.

El radio se usa entonces para tratarlo todo, desde problemas cardíacos hasta impotencia, pasando por la depresión. Resulta difícil cuantificar las víctimas inocentes de estos abusos, pero es cierto que el hecho de haberlo introducido en la vida cotidiana ha contribuido a muchos casos de leucemia y otros problemas de salud: malformaciones y retraso mental en recién nacidos, aumento del número de enfermedades genéticas, osteosarcomas, etc.

MARIE CURIE, LA PRIMERA MUJER PROFESORA EN LA SORBONA Y DOS VECES PREMIO NOBEL

A los 39 años, Marie Curie es la primera mujer que adquiere el título de profesora en la prestigiosa universidad de la Sorbona, ocupando la cátedra antes en manos de su marido. Además, es más bien joven para este tipo de enseñanza. Gracias a este puesto y al hecho de ser dos veces premio Nobel, se convierte en un verdadero modelo de emancipación para las mujeres y adquiere una sólida legitimidad entre científicos e intelectuales. La transgresión siempre ha sido una parte integral de su vida: nace bajo la ocupación rusa en Polonia y aprende a desafiar a la autoridad participando en la educación clandestina. ¿Que se prohíbe a las mujeres de su país estudiar en la universidad? No hay problema: Marie aprende francés y se marcha a París.

Su condición de mujer nunca frena a Marie Curie, lo que sorprende, extraña y molesta a sus detractores. Es un modelo a imitar sobre todo para sus hijas, demostrándoles que una mujer puede arreglárselas perfectamente por sí sola, independientemente de las circunstancias. Sus hijas seguirán sus pasos, puesto que, mientras que Irène también gana el Nobel en 1934, Ève se convierte por su parte en una brillante mujer de letras y periodista —la única de la familia—. Su obra sobre su madre, *Madame Curie*, se publica en 1938 y se convierte inmediatamente en un superventas.

Mucho después de su muerte, sigue resonando el trabajo de la pareja Curie, su genialidad y la ardua labor que realizaron. En 1995, el presidente francés François Mitterrand (1916-1996) pide expresamente que los cuerpos de Pierre y Marie, hasta entonces enterrados en Sceaux, sean transferidos al Panteón. No hay que olvidar que Marie Curie es la segunda mujer enterrada allí: la primera no es otra que Sophie Berthelot (1837-1907), esposa del científico Marcellin Berthelot (1827-1907). Las tumbas de ambas parejas yacen la una al lado de la otra.

El ataúd de Marie Curie, que muere de leucemia radioinducida, había sido diseñado tras su muerte para preservar el medioambiente de cualquier radiactividad. Sobre ella se superponen tres capas: una de madera en el exterior, otra de plomo en el interior y otra de madera. En 1995, los especialistas midieron la radiactividad que podía emanar de ella, dándose cuenta de que no era mucha. Sin embargo, como medida de precaución, Marie Curie permanece en un ataúd envuelto en plomo.

EN RESUMEN

- Maria Sklodowska nace en 1867 en Varsovia en el seno de una familia apasionada por el conocimiento, la física y las matemáticas. Es una niña precoz, capaz de leer a la edad de 4 años y que se interesa antes que nada por las matemáticas. Pero la dominación rusa en Polonia se hace sentir en gran medida y, aunque se beneficie de una educación impuesta, las puertas de la universidad no están abiertas para ella.

- Pasa su juventud en Polonia, donde se convierte en tutora de una familia de agricultores. Allí, puede dedicarse plenamente a la educación clandestina, atendiendo a grupos de niños polacos a los que quiere instruir.

- En 1891 se marcha a París, donde se une a su hermana, que está terminando sus estudios allí. Maria entra en la Sorbona y se convierte en «Marie». Destaca en todo lo que hace, a pesar de unas condiciones de vida muy difíciles. Conoce a su marido, Pierre Curie, en 1894. Desde entonces, trabajan mano a mano en la investigación de Marie para su tesis doctoral sobre radiactividad, un fenómeno ya puesto en evidencia por Henri Becquerel. Los tres son galardonados con el Premio Nobel de Física en 1903 por su trabajo sobre este tema.

- Pierre Curie muere repentinamente en 1906, y Marie toma la cátedra que este ocupaba en la Sorbona. Se convierte así en la primera mujer en ocupar un puesto de estas características en la Sorbona, y prosigue activamente sus investigaciones sobre el radio.

- En 1910 logra aislar el radio por primera vez, y es recompensada con un segundo Premio Nobel de Química en 1911. Al mismo tiempo, en 1909, funda junto a Claudius Regaud el Instituto del Radio, un centro de investigación sobre el radio y los cuidados oncológicos.

- Durante la Primera Guerra Mundial, Marie Curie instala unidades móviles de radiografía requisando automóviles equipados con dinamos y material fotográfico que recorren la retaguardia para examinar a los heridos y facilitar la atención médica. Al final de la guerra, reanuda su actividad en el Instituto del Radio, asistida por su hija Irène.

- En 1920, compra su primer gramo de radio puro gracias a donaciones de mujeres estadounidenses, a las que visita en 1921 en un viaje a través de los Estados Unidos, donde se apoyan sus trabajos. Sin embargo, debilitada por la enfermedad causada por la radiación a la que se ha visto sometida desde 1898, Marie vuelve a Francia, exhausta.

- Es profesora de la Sorbona mientras puede y nunca deja de luchar por el Instituto del Radio. Sin embargo, en 1934 ha de ser hospitalizada en el sanatorio de Sancellemoz en Passy, en el departamento francés de Alta Saboya. Consumida por la leucemia, fallece allí en junio y cede su lugar a su hija Irène, que ahora se apellida Joliot-Curie.

¡Tu opinión nos interesa!
¡Deja un comentario en la página web de tu librería en línea,
y comparte tus favoritos en las redes sociales!

PARA IR MÁS ALLÁ

FUENTES BIBLIOGRÁFICAS

- Colectivo. 2003. *Le Petit Larousse illustré*. París: Larousse.

- Curie, Ève. 1962. *Madame Curie. Un condensé du livre d'Ève Curie*. París: Sélection du Reader's Digest.

- Frilley, Marcel. 2004. "Curie (les)". *Encyclopédie Universalis*, tomo 17, 1022-1028. París: Encyclopædia Universalis.

- Henry, Natacha. 2015. *Les sœurs savantes, Marie Curie et Bronia Dluska*. París: Vuibert.

- Himbert, Marie-Noëlle. 2014. *Marie Curie, Portrait d'une femme engagée*. París: Actes Sud.

- Lejeune, Dominique. 2003. *La France de la Belle Époque, 1896-1914*. París: Armand Colin, colección *Cursus*.

- UPMCF, "Marie Curie Physique et chimie – 1903/1911". Consultado el 10 de enero de 2018. http://www.upmc.fr/fr/universite/histoire_et_per-sonnalites/les_prix_nobel/marie_curie_physi-que_et_chimie_1903_1911.html

- Montellier, Chantal. 2011. *Marie Curie, la fée du radium*. Charleroi: Dupuis.

- Radvanyi, Pierre. 2005. *Les Curie, pionniers de l'atome*. París: Belin, colección *Pour la Science*.

- Savigneau, Josiane. 2015. "La révolution des suffragettes". *Le Monde*. 26 de noviembre. Consultado el 10 de enero de 2018. http://www.lemonde.fr/televisions-radio/article/2015/11/26/la-revolution-des-suffragettes_4817529_1655027.html

FUENTES COMPLEMENTARIAS

- Berger, Alphonse. 1904. *Le radium et les nouvelles radiations*. París: Nouvelle Librairie.

- Chouchan, Marianne. 1998. *Irène Joliot-Curie ou la science au cœur*. Vanves: Hachette, colección *Livre de poche Jeunesse*.

- Cosset, Jean-Marc. 2013. *Radium Girl*. París: Odile Jacob.

- Cosset, Jean-Marc y Renaud Huynh. 2011. *Histoires extraordinaires du radium*. Rennes: Ouest France, colección *Mémoires*.

- Mujeres Con Ciencia. 2014. "El radio y nuevos conceptos en química". Traducido por Mercedes González Moreno. 4 de agosto. Consultado el 10 de enero de 2018. https://mujeresconciencia.com/2014/08/04/el-radio-y-nuevos-conceptos-en-quimica/

- Jacquemond, Louis-Pascal. 2014. *Irène Joliot-Curie, une scientifique féministe*. París: Odile Jacob.

- Pflaum, Rosalynd. 1996. *Marie Curie et sa fille Irène.* París: Belfond.

FUENTES ICONOGRÁFICAS

- Marie Curie c. 1903. La imagen reproducida está libre de derechos.

- Pierre y Marie Curie, 1903. La imagen reproducida está libre de derechos.

- Henri Becquerel, siglo XIX. La imagen reproducida está libre de derechos.

- El electrómetro de cuadrantes de Pierre Curie. © Science Museum London/Science and Society Picture Library.

- Pierre y Marie Curie en su laboratorio, c. 1904. La imagen reproducida está libre de derechos.

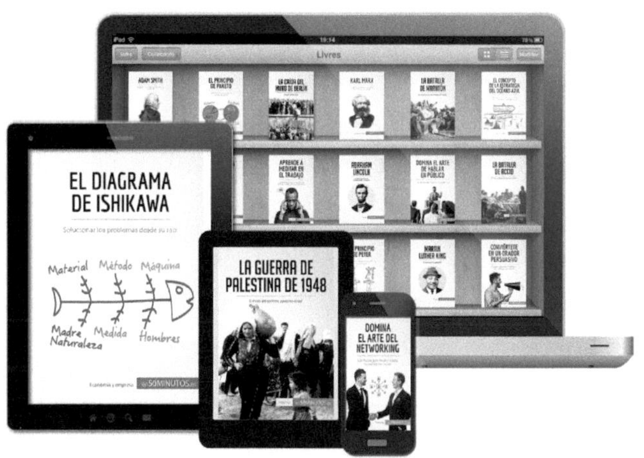

50MINUTOS.es
Historia
Economía y empresa
Coaching
Book Review
Salud y bienestar
Arte y literatura
EL DIAGRAMA DE ISHIKAWA
LA GUERRA DE PALESTINA DE 1948
DOMINA EL ARTE DEL NETWORKING
¡APRENDER NUNCA ANTES FUE TAN RÁPIDO!
www.50minutos.es

www.50Minutos.es

ISBN ebook: 9782808004145

ISBN papel: 9782808004152

Depósito legal: D/2017/12603/737

Libro realizado por <u>Primento</u>*, el socio digital de los editores*